DE LA PÈLLAGRE SPORADIQUE

QUATRIÈME LEÇON CLINIQUE

PAR

H. LANDOUZY,

Professeur de clinique médicale à l'École de Reims, etc.

AOUT 1863.

> Sous l'apparence d'une simple exfoliation épidermique du dos des mains se trouve cachée une affection mortelle.
>
> ZANETTI.

PARIS
J.-B. BAILLIÈRE ET FILS,
LIBRAIRES DE L'ACADÉMIE IMPÉRIALE DE MÉDECINE,
Rue Hautefeuille, 19.

1863

OUVRAGES DU MÊME AUTEUR

Qui se trouvent chez les mêmes Libraires.

De la Pneumonie épidémique. (Couronné par la Faculté de Médecine de Paris, au concours de 1839.)

Du Typhus dans les prisons de Reims. (Couronné par la Faculté de Médecine de Paris, au concours de 1841.)

Traité complet de l'Hystérie. (Couronné par l'Académie royale de Médecine, au concours de 1845.)

Des Paralysies hystériques. (Couronné par l'Institut de France, au concours de 1848.)

De l'Amaurose albuminurique. (Couronné par l'Institut de France, au concours de 1859.)

Traité du Varicocèle et de la cure radicale de cette affection. Paris, 1858. In-8°, avec une planche gravée.

De l'Hémiplégie faciale chez les nouveau-nés. Paris, 1840.

De l'Exaltation de l'ouïe dans la paralysie du nerf facial. 1850.

DE LA

PELLAGRE SPORADIQUE

QUATRIÈME LEÇON CLINIQUE

Recueillie par MM. Brodier et Grojean, internes à l'Hôtel-Dieu, le 2 Août 1863.

MESSIEURS,

Si vous ne voyez à cette leçon ni autant de malades, ni autant de médecins qu'à celles des années dernières, ce n'est pas que l'Ecole de Reims ait perdu de son zèle, ou que le sujet ait perdu de son importance, mais uniquement parce que notre but de vulgarisation ayant été complétement atteint, j'aurais presque regardé comme une témérité d'inviter nos confrères à venir exprès ici pour des faits dont, maintenant, on trouve partout des exemples.

Vous avez vécu, on peut le dire, toute l'année avec des pellagreux, les uns en voie d'amélioration, restés à la clinique pour que le régime fût mieux surveillé, et les phases du traitement mieux suivies ; les autres à l'état de chronicité, pour que la période de recrudescence vernale fût mieux établie ; plusieurs pour que l'étude des altérations anatomo-pathologiques ne pût vous échapper ; et d'autres, enfin, entrés seulement depuis ce printemps, au début primitif du mal ou à son retour périodique.

Commençons par le malade couché au n° 16 de Saint-Remi, envoyé, hier soir, par M. le professeur Thomas, et qui offre certainement, comme vous venez de le voir à l'instant, le plus bel érythème des membres inférieurs que nous ayons observé ici.

Cet homme, garçon de culture, âgé de 56 ans, robuste et très bien constitué, a toujours joui d'une excellente santé et n'a jamais fait d'excès alcooliques ; mais il y a douze ans qu'au printemps il lui vint aux mains, aux pieds, aux jambes et aux cuisses une rougeur vive, avec démangeaisons violentes et desquammation qui durent environ deux mois.

Aucun trouble digestif, à l'exception d'une diarrhée qui survint plusieurs fois pendant la période vernale, et qui durait huit ou dix jours seulement.

Aucun trouble cérébral, aucun affaiblissement, et si, cette année, il vient à l'hôpital, c'est qu'un médecin, témoin de ce prurit insupportable des mains, le lui a conseillé ; car pensant que cette affection lui provenait du soleil, il n'eût pas songé à consulter, bien que son mal augmente tous les ans.

Effectivement, c'est l'érythème des extrémités inférieures le plus considérable que nous ayons vu jusqu'ici. Aux mains, la face dorsale est seule prise, ainsi que les ongles qui tombent presque tous chaque année. Aux pieds, la face dorsale seule aussi est atteinte, ainsi que les ongles; mais à partir de l'articulation tibio-tarsienne, l'érythème entoure les jambes et les cuisses jusqu'aux régions inquinales, entremêlé de vésicules, de papules, de pustules, mais bien constitué, cependant, par des îlots de peau rouge ou squammeuse constituant le véritable érythème pellagreux. Ces éruptions variées ne font pas, sans doute, partie intégrante, ni partie primitive de la dermatose pellagreuse, mais elles surgissent, sans doute, sous l'influence du grattage avec les mains ou du frottement des vêtements.

Cet érythème est le plus étendu que j'ai observé en France ; mais, il y a un mois, j'en ai vu d'analogues et de bien plus considérables encore dans les Asturies ; et comme ces érythèmes pellagreux siégent quelquefois aux jambes ou sur d'autres parties du corps, sans siéger aux mains, ils peuvent rester méconnus et recevoir le nom de l'éruption prédominante, phlyctènes, papules, eczéma, etc., etc.

Quant à moi, je suis convaincu que les auteurs ont trop insisté sur le siége exclusif de l'érythème aux mains et aux pieds. Nous en avons vu de prédominants au cou, au sternum, au visage, et qui restaient ainsi méconnus. Il y a quelques jours encore, un employé du chemin de fer, parfaitement bien portant, du reste, venait me consulter pour un érythème squammeux, occupant le nez tout entier, et se reproduisant à chaque printemps depuis cinq ans, sans envahir aucune autre région.

Eh bien, chez cet homme du chemin de fer, on peut accuser le soleil ! Mais chez ce garçon de culture que vous venez de voir, cette hypothèse est inadmissible, car il est très bien vêtu, et il vous a assuré à plusieurs reprises que jamais, un seul jour, il n'est resté sans chaussettes. Quel pronostic porterons-nous ici ? Très bon, car c'est un homme vigoureux au physique comme au moral, et il est impossible de découvrir chez lui la moindre altération de fonctions. Mais il faut cependant garder une certaine réserve, car vous devez vous rappeler cette femme d'Amifontaine, venue ici, il y a deux ans, très forte encore et très bien portante après dix ans d'érythèmes pellagreux annuels, et qui mourait dans l'année après plusieurs tentatives de suicide et plusieurs crises dysentériques.

Parmi les derniers malades, entrés depuis trois mois, vous avez surtout remarqué une femme d'une grande aisance, propriétaire à la campagne, âgée de 47 ans, d'une constitution robuste, envoyée à la clinique, le 17 Mai dernier, par notre très distingué confrère M. Bourguignon.

Cette femme, née à Isle, mariée à 22 ans, toujours très bien portante, devint enceinte pour la première fois vers l'âge de 40 ans, et, vivement attristée alors par une fausse couche, elle commença seulement à avoir quelques accès de violence et de manie, pour lesquels on l'envoya à l'asile d'aliénés de Châlons. Sortie bien portante, elle avait très bien passé l'automne et l'hiver, lorsqu'en Mars 1862, elle devint très exaltée, quittant sa maison et son village plusieurs jours, sans qu'on sût ce qu'elle devenait, et restant jusqu'à sept jours couchée dans un champ de seigle, sans boire ni manger. Replacée alors à l'asile d'aliénés, elle essaya de se suicider, en se portant des coups de couteau dont vous avez vu vous-mêmes les traces, encore très manifestes.

Reprise par son mari, elle recommence à fuir et à errer à chaque instant autour du village, et, le 5 Mai, elle reste perdue pendant huit jours sans qu'on ait pu suivre ses traces. Une fois retrouvée, elle est conduite à M. Bourguignon, qui nous a déjà envoyé une douzaine de belles observations de pellagre, et qui, reconnaissant immédiatement l'érythème spécial, m'amène lui-même la malade.

Envoyée à la clinique, où elle est d'abord assez gaie, elle est bientôt prise de diarrhée, de tristesse, parvient à se cacher toute l'après-midi dans un grenier, et à gagner de là le toit extérieur, où un militaire et un couvreur peuvent enfin la saisir, après une heure de difficultés.

Placée dans la salle Saint-Charles, d'où elle cherchait sans cesse à s'évader, elle est enfin, de guerre lasse, enfermée dans une cellule de force, où après quelques heures, on la trouve pendue aux barreaux de la lucarne, avec les draps de son lit, dont elle avait fait des cordes. Le lendemain, vous vous rappelez qu'en sortant de chez le photographe où elle avait été très calme, elle parvient à enfermer dans sa cellule deux religieuses qui préparaient le corset de force, et que, cachée dans une grande armoire de l'hôpital, elle y resta deux jours entiers sans boire ni manger. Son mari fut prié de ne pas la laisser à l'hôpital, d'où elle sortit avec un érythème en voie de telle diminution, que dans quinze jours il n'en restera pas trace.

Eh bien, Messieurs, que dans un ou deux mois, cette pellagreuse, ce type de pellagre cutanée, entéritique et encéphalique, si j'ose ainsi dire, parvienne encore à quitter sa maison, et qu'elle soit recueillie dans un hôpital, avec l'aliénation et la diarrhée, quels médecins diagnostiqueront le vrai mal, le mal de la rosa?

Aucune dermatose. Si c'est la lypémanie qui prédomine, on diagnostiquera la manie ou la démence selon les signes actuels; si c'est la diarrhée ou la dysenterie, on diagnostiquera une entérique chronique, mais personne ne pensera à la pellagre, car il n'y a plus chez elle ni *pella agra*, ni *mal de la rosa!* Qu'elle soit, par exemple, envoyée en hiver dans un asile d'aliénés pour la lypémanie, on ne verra que la démence. Au printemps, la dermatose reviendra, comme cela a lieu depuis cinq ans, et on rangera ce cas parmi ceux de pellagre produits par l'aliénation, tandis que c'est très évidemment une aliénation produite par la pellagre.

Vous avez vu le mois dernier, dans la salle des hommes, un cas plus intéressant encore, c'est celui du numéro 8 de la salle Saint-Remi, tisseur de Reims, âgé de 57 ans, entré à l'Hôtel-Dieu le 2 Mai de cette année, et mort le 18 Juillet.

Vers la fin de Novembre, atteint d'une diarrhée intense, avec selles souvent dysentériques, et avec vomissements souvent répétés, ses forces diminuèrent rapidement, sa voix surtout s'affaiblit. Survinrent une profonde tristesse, de fréquentes hallucinations, une grande difficulté d'équilibration, et l'impossibilité absolue de marcher sans être soutenu.

La peau des mains était seulement brunâtre dans les premiers jours de son entrée, mais bientôt elle devint rouge, luisante, pelure d'oignon, terreuse sur la surface dorsale seulement, et le malade, qui attribuait ces phénomènes à un coup de soleil, affirme, d'ailleurs, avec insistance, que c'est la première fois qu'il en est atteint.

Dès la seconde visite, nous constations chez ce malade, outre tous les signes de la pellagre, tous ceux d'une violente irritation gastro-intestinale masqués au premier examen par un œdème considérable des parois abdominales, sans albumine.

Bientôt la démence augmenta, les vomissements diminuèrent, et la diarrhée, mêlée de sang, prit des proportions effrayantes. Ce dernier accident finit par s'arrêter, mais la cachexie survint très vite, et le malade mourut le 18 Juin dernier. A l'autopsie, vous vous rappelez que nous avons trouvé une congestion hypostatique des deux poumons, une hypertrophie considérable du cœur avec ossification des valvubles sygmoïdes de l'aorte, la rate doublée de volume, avec taches noires d'un centimètre, le foie et les reins hypertrophiés; l'estomac et le duodenum fortement injectés; de nombreuses et larges ecchymoses avec ulcérations dans le jéjunum, dans l'iléon, et dans le cœcum, où se remarquent même des ulcérations qui s'étendent jusqu'au colon,en devenant plus profondes et plus nombreuses dans le rectum.

Le cerveau était pâle et semblait ramolli. La moelle fut envoyée tout entière, avant d'avoir été ouverte, à M. Luys, avec celle du n° 19.

Vous savez, en effet, Messieurs, à quel degré de précision arrivent aujourd'hui, à l'aide du microscope, les investigations anatomo-pathologiques. Or, afin d'avoir le dernier mot de la science, nous nous sommes adressés à l'un des plus habiles observateurs, M. Luys, qui a bien voulu examiner la moelle épinière dans trois cas différents.

D'après notre très savant confrère, elle offrait dans ses méninges une coloration rougeâtre très accusée du haut en bas. Sa consistance était ferme partout, et la substance grise était hyperémiée par places. Sauf ces caractères qui indiquent une stase sanguine, généralisée tant à l'extérieur qu'à l'intérieur du tissu de la moelle, M. Luys n'a noté parmi les éléments anatomiques ou les divers faisceaux épineux, rien qui constituât véritablement un état anatomique anormal. Les racines antérieures ou postérieures ont paru pareillement exemptes de toute altération.

Dans la même salle se trouvait un autre malade, entré au commencement de ce mois pour un œdème des membres inférieurs, avec affaiblissement général, et dont la mort fut encore plus rapide.

Agé de 67 ans, balayeur, cet homme s'affaiblissait depuis le commencement du printemps, sans souffrances spéciales autres que des pituites, des vomissements fréquents et une diarrhée souvent abondante.

Ses jambes se gonflant davantage et sa faiblesse croissant, il fut obligé de renoncer à tout travail, et d'entrer à l'Hôtel-Dieu dans les premiers jours de Juillet.

Vous vous rappelez, Messieurs, cet érythème type, borné au dos des mains et des orteils, et que nous avons fait photographier.

Le malade ne s'en plaignait aucunement, et il assurait n'en avoir eu aucune trace les années précédentes. Teinte cachectique, débilité profonde ; diarrhée abondante, augmentée encore aussitôt l'entrée à l'hôpital ; cessation des vomissements ; œdème général sans albumine dans les urines.

Aucune douleur, à l'exception de la région abdominale supérieure où la palpation détermine une vive sensibilité, en pressant assez fortement pour déplacer le liquide.

Chez ce malade l'érythème dorsal des mains était tellement caractéristique, que l'élève chargé du lit l'a immédiatement reconnu au premier aspect.

A part une chute de voiture vide dont la roue lui passa sur la région épigastrique, il y a 25 ans, cet homme n'avait jamais été malade, lorsqu'au commencement du printemps lui survint un malaise général accompagné d'œdème des extrémités. Bientôt l'épanchement gagna l'abdomen et la poitrine. Le délire, qui n'avait pas encore paru, se manifesta sous diverses formes, mais surtout sous forme de lypémanie ; des taches ecchymotiques parurent partout, et en particulier aux pieds, aux genoux, aux mains, aux avant-bras, et le malade succomba dans le marasme le 18 Juillet, 15 jours après son arrivée à l'hôpital.

A l'autopsie, on constatait encore les squammes brunes et bronzées des mains, les parties terreuses, les parties rosées, étendues sur toute la surface dorsale jusqu'au poignet, et qui constituaient une dermatose si caractérisée, que nous avons dû la faire reproduire par la photographie et par la peinture.

Liquide abondant, jaunâtre, dans la poitrine et dans l'abdomen. Sur la grande courbure de l'estomac, près du pylore, squirrhe volumineux, bosselé, aplati, qui diminue la cavité de l'organe.

Intestins à l'état naturel, sauf dans la première moitié de l'iléon, où il existe une injection assez vive. Rien d'anormal dans les autres organes.

Le cerveau était sain ; la moelle envoyée dans son intégrité à M. le docteur Luys, avec celle du n° 8, qui, comme vous vous le rappelez, était mort le même jour, voici en résumé la note de notre très savant et très complaisant confrère : La moelle du n° 19, examinée par une série de coupes transversales successives, excepté l'hypérémie très notable de la région dorsale, ne présente d'altération significative dans aucun de ses éléments. Pas d'atrophie appréciable des racines antérieures ou postérieures.

Vous vous souvenez, Messieurs, que l'invasion si brusque des redoutables accidents qui avait précédé et suivi l'entrée du malade à l'hôpital, nous avait fait douter que la pellagre constituât ici l'affection principale, et je vous rappelais qu'il était bien rare que, si grave que fût la pellagre, elle s'accompagnât si vite d'accidents ultimes.

Les vomissements fréquents du début et la sensibilité épigastrique nous avaient bien fait appeler votre attention sur la probabilité d'une lésion organique du tube digestif, mais la disparition assez prompte des vomissements, et l'impossibilité d'arriver à une palpation rigoureuse en raison de l'œdème considérable des parois abdominales, nous avaient empêchés de porter un diagnostic tout à fait rigoureux.

Et ce n'est pas la première fois que vous trouvez à l'autopsie d'énormes cancers de l'estomac qui n'étaient accompagnés pendant la vie ni de vomissements, ni de douleurs lancinantes ! Ici, évidemment, le squirrhe gastrique a eu plus de part à la mort que la pellagre.

Près de ce malheureux, au n° 20, est entré le 5 Juin dernier, un ouvrier tisseur, âgé de 38 ans, plongé dans la plus grande misère. Vers la fin de Mars, après un procès qu'il perdit au tribunal des prud'hommes, il fut pris d'une sorte d'affaiblissement général, et surtout d'affaiblissement de la vue. Dans les premiers jours d'Avril survint une diarrhée très abondante, sans dysentérie, et, presque en même temps un érythème dorsal des mains, avec très vives démangeaisons.

Entré à la clinique de M. Doyen le 5 Juin, on constate de la pâleur, de l'abattement, des tremblements, des vertiges, et une telle difficulté de se maintenir en équilibre, qu'il est obligé de se tenir à tous les meubles. L'érythème est très prononcé et déjà en voie de desquammation sur le dos des mains jusqu'au poignet, et sur le dos du nez; la langue est parsemée de profonds sillons sans gerçures. La céphalalgie et la diarrhée persistent; mais vers le 12 Juin, elles diminuent, ainsi que les hallucinations, l'appétit redevient bon, et le malade paraissait beaucoup mieux, lorsque, vers le 18, la diarrhée reprend sa première fréquence, des accès de manie aiguë se manifestent avec une telle violence, qu'on est obligé de recourir à la camisole de force; bientôt il est pris d'un coma profond qui dure quatre jours, et succombe le 27 Juin.

A l'autopsie, vive injection du cerveau et du cervelet, sans aucun épanchement; ramollissement de la moelle, surtout à la partie inférieure. Augmentation du volume du foie, vive injection dans l'estomac et dans tout l'intestin, avec de nombreuses taches ecchymotiques.

Cet exemple, Messieurs, est l'un des plus frappants de la transformation rapide de la marche chronique en marche aiguë. Ce malade n'était âgé que de 38 ans, il n'était atteint de la pellagre que depuis deux mois, et le voilà enlevé en huit jours après de violents accès de manie aiguë.

Cette forme chronique devenant presque subitement aiguë est, du reste, beaucoup plus fréquente qu'on ne croit. Les auteurs français n'en ont fait aucune mention, les auteurs italiens l'ont confondue avec le typhus, et vous venez cependant d'en observer ici trois cas des mieux caractérisés.

En dehors de l'hôpital, j'avais moi-même, tout récemment, observé un nouveau cas de pellagre aiguë, à Loivre, dans la clientèle de M. Pichancourt.

Il s'agissait d'une femme de 43 ans, en proie à un profond chagrin, depuis trois ans, par la perte de sa fortune, et qui, depuis un mois seulement, s'était plainte de malaise, de fatigue et de maux de tête assez intenses pour la tenir au lit.

M. Pichancourt, appelé seulement le 11 Mai, trouve la malade sans fièvre, mais tourmentée par une céphalalgie violente, par un certain obscurcissement de la vue, et par des hallucinations variées.

Notre confrère pensa d'abord à des prodrômes de fièvre typhoïde insidieuse, lorsque, deux jours après, se livrant à un examen plus approfondi, il découvre un érythème dorsal des deux mains, avec desquammation déjà très prononcée sur la main gauche.

Appelé en consultation le 18 Mai, je constate, comme mon confrère, tous les signes de la pellagre aiguë, avec manie aiguë pour symptôme prédominant, constipation opiniâtre malgré les purgatifs, gémissements presque incessants, délire tantôt triste, tantôt gai, sans aucune idée fixe.

Mort le surlendemain. Impossibilité d'obtenir l'autopsie.

Eh bien, Messieurs, que cette malade eût été visitée par un médecin qui n'eût pas connu la pellagre aussi bien que la connaît M. Pichancourt, et il est certain qu'elle eût été considérée comme mourant d'une fièvre typhoïde anormale, ou d'une fièvre cérébrale. Or, vous vous le rappelez, pas d'épistaxis, pas de diarrhée, pas de gargouillement, pas de taches rosées. Erythème vernal caractéristique, gémissements presque continus, accès de manie aiguë. En d'autres termes, pellagre aiguë complétement semblable à celles que j'ai vues en Italie, et particulièrement à la clinique de Padoue.

Prenez note, Messieurs, de cet exemple, et dans des cas embarrassants où vous hésiterez entre une méningite tuberculeuse, une fièvre cérébrale, une dothiénenterie de forme exceptionnelle, etc., rappelez-vous la pellagre aiguë, qui leur ressemble de loin et qu'on a dû bien souvent méconnaître.

A ce propos, je dois vous dire que le jeune garçon de Bétheny, dont l'histoire intéressante a été consignée dans la dernière leçon, et qui avait été regardé par deux médecins comme atteint d'une méningite granulée mortelle, quoiqu'il eût offert les signes les plus caractérisés de la pellagre aiguë, a passé l'année entière sans aucun accident et et qu'il n'a offert, au printemps, aucun vestige de l'ancien érythème.

Enfin, pour vous donner une preuve de la rapidité avec laquelle les cas d'apparence chronique, et surtout les cas de prédominance entéritique prennent quelquefois la forme aiguë la plus grave, je vous rappellerai le n° 8 de la salle Saint-Remi, âgé de 57 ans, tisseur à Beaumont-sur-Vesle, et qui n'avait jamais été malade.

Cet homme fut atteint, en Novembre dernier, d'une diarrhée intense avec de nombreuses selles sanguinolentes, et un affaiblissement graduel qui l'obligèrent à entrer à l'Hôtel-Dieu le 2 Mai 1863, où il fut placé dans le service de M. Doyen.

L'érythème vernal était caractéristique, et le malade l'attribuait à un coup de soleil, affirmant que c'était le premier dont il était atteint.

Hallucinations pénibles, vertiges, chancelance, impossibilité de marcher sans soutien.

Hypertrophie considérable du cœur, bruit de soufflet au premier temps, avec maximum d'intensité à la base et à gauche.

Tous ces symptômes s'aggravent graduellement, ainsi que les troubles de l'intelligence, et surtout la diarrhée qui ne cède que pendant quelques jours à l'emploi de la viande sèche, arrosée de vin ou de café.

Mort le 18 Juillet, après 8 mois et demi du début de la maladie.

Le cerveau pâle et paraissant un peu ramolli, congestion hypostatique des deux poumons, hypertrophie du cœur avec ossification des valvules sygmoïdes. Estomac et intestins parsemés d'arborisations rouges, d'ecchymoses et d'ulcérations surtout vers le cœcum. Foie et rate doublés de volume et parsemés d'ecchymoses.

La moelle, envoyée à M. Luys, est très notablement hypérémiée dans ses méninges, et principalement à la pie-mère qui s'offre avec une vascularisation insolite, tant dans la région antérieure que dans la région postérieure.

Cette hypérémie était portée à ce point que la substance grise centrale, au niveau de la région dorsale, était presque complétement diffluente. Aucune altération n'existait en ce point dans les parois des capillaires.

Près de ces cas malheureux, vous en avez vu heureusement, Messieurs, qui, avec des apparences graves, se terminent en peu de temps d'une manière favorable.

Ainsi :

Au n° 23 de la salle Saint-Remi, vous avez observé un vigneron de Bourq, envoyé à l'hôpital le 29 Juin pour une pellagre récente.

Cet homme, qui se trouvait dans de bonnes conditions hygiéniques, s'était toujours très bien porté, lorsqu'au moment des moissons de l'an dernier, ses mains se couvrirent d'un érythème qu'il attribua à un coup de soleil. Survint en même temps un peu d'affaiblissement général sans vertiges, ni diarrhée, ni autre accident, et l'automne et l'hiver se passèrent très bien, sauf un peu de faiblesse.

Vers le 15 Mars, l'érythème reparut, plus intense que l'an dernier, sur toute la face dorsale des mains jusqu'au poignet ; peu à peu une diarrhée intense se manifesta, et son médecin, M. Bourguignon, nous l'envoya à Reims, avec le diagnostic très précis de mal de la rosa. Chemin faisant, par un soleil ardent, il éprouva subitement une violente démangeaison à la région postérieure du cou, et sa femme s'aperçut d'un érythème semblable à celui des mains. Cet homme, qui portait ordinairement un chapeau de paille à larges bords, avait mis sa vieille casquette pour venir à l'Hôtel-Dieu.

C'est la première fois que vous avez vu et que j'ai vu moi-même parmi nos malades, la dermatose siéger derrière le cou, et effectivement cette circonstance doit être rare, car aucun ouvrage n'en fait mention ; mais M. Collard nous avait amené à la leçon de l'an dernier, un magnifique érythème de la partie antérieure de la même région, et depuis j'en ai vu plusieurs dans les Asturies.

Nous avons fait photographier cet érythème exceptionnel, pour mieux en conserver le souvenir.

Les symptômes généraux étaient d'ailleurs peu prononcés, et l'intelligence restait parfaitement nette. Une grande faiblesse, quelques vertiges, un peu de titubation, une diarrhée de peu de durée, furent les seuls accidents que vous ayez notés, et le 3 Juillet, le malade, se trouvant beaucoup mieux, voulut quitter l'hôpital.

Dans ce même lit était couché, il y a deux mois, un ouvrier équarrisseur de 59 ans, toujours bien portant jusqu'aux premiers jours de cette année, où il eut avec son patron des difficultés qui l'attristèrent vivement. Une diarrhée abondante et sanguinolente survint en Mars, et elle persistait encore lors de son entrée à l'hôpital. C'est en même temps que survint aux deux mains un érythème dorsal des plus marqués, avec céphalalgie, douleurs le long de la colonne vertébrale, affaiblissement considérable, chancelance, titubation, et une grande paresse intellectuelle sans folie accusée.

Tous ces accidents diminuèrent promptement, à l'exception de la diarrhée qui ne cessa qu'au bout d'un mois, et le malade quitta l'hôpital le 16 Juin, sans que nous ayons pu avoir de ses nouvelles depuis sa sortie.

Au n° 19 de la salle Saint-Remi est couché un maçon de 53 ans, entré le 19 Juillet pour un malaise général, et surtout pour de violentes douleurs à la région périnéale. Vous avez facilement reconnu là un abcès de la marge de l'anus que je vous engageai à ouvrir immédiatement, car vous savez qu'aussitôt la moindre fluctuation il faut inciser, dans la crainte d'une fistule.

A la première visite, nous n'avions reconnu que ce phlegmon, car je m'étais borné à tâter le pouls du malade sous la couverture; mais le lendemain, en le faisant mettre sur le côté pour une nouvelle investigation, nous fûmes frappés par l'état des mains, qui étaient le siége d'un érythème pellagreux très prononcé et qui revient tous les ans au printemps, disparaissant l'automne et l'hiver, sans être accompagné d'aucun accident cérébral ou digestif.

Ainsi, Messieurs, voilà donc un exemple de pellagre bornée à la pella agra, mais qui, cela est à craindre, se compliquera plus tard de tous les autres symptômes, ainsi que vous en connaissez tant d'exemples, au bout de dix ou quinze ans, d'un simple érythème périodique.

C'est le cas d'employer un moyen sur lequel j'insiste souvent près de vous, c'est-à-dire les préparations de quinquina dès la fin de l'hiver, et de meilleures conditions hygiéniques.

Au n° 13 de la salle Saint-Remi, un ouvrier de Saint-Michel (Aisne), âgé de 67 ans, et que vous avez vu ici aux deux dernières leçons avec les signes locaux et généraux de la pellagre la mieux caractérisée et la plus intense, est rentré le 3 Juin 1862 et n'a pas quitté l'hôpital depuis. Sa santé est restée satisfaisante jusqu'à présent, c'est-à-dire depuis plus d'un an qu'il n'a pas quitté nos salles. Vous avez remarqué, ces jours derniers, une certaine faiblesse, un peu de titubation, sans chute ni vertiges, et au commencement un érythème dorsal des mains très léger et dont il reste à peine des traces aujourd'hui. L'hygiène seule, une bonne alimentation, et le vin de quinquina dès la fin de l'hiver, ont sans doute contribué à ce résultat.

Au n° 10 de la salle Saint-Remi, un menuisier de 64 ans, entré le 13 Août de l'année dernière, avec tous les accidents de la diathèse pellagreuse, a passé l'hiver sans autres symptômes qu'une grande faiblesse et une fréquente diarrhée. Vous l'avez vu tout à l'heure dans l'état où il est habituellement, c'est-à-dire un silence presque absolu, des paroles incohérentes, l'impossibilité de se mouvoir, l'anorexie, la diarrhée souvent sanguinolente. Je n'ai pas besoin de vous faire remarquer ici la gravité du pronostic, car, à part l'érythème qui, d'ailleurs, manque presque toujours dans la période avancée, c'est là une véritable diathèse pellagreuse.

Au n° 2 de la salle Saint-Remi vient d'entrer (21 Juillet) un homme de 20 ans, scieur de long, se plaignant de ne plus pouvoir continuer son travail à cause de ses violentes palpitations. Jamais il n'avait été malade, lorsqu'il y a six mois, il fut atteint de rhumatisme articulaire avec endocardite.

Vous vous rappelez, Messieurs, qu'à notre première visite nous avions constaté seulement un énorme bruit de soufflet systolique et tous les signes d'une tuberculisation commençant au sommet du côté gauche, avec toux fréquente, sueurs nocturnes, etc., et sans soupçonner aucune autre affection, lorsque le lendemain, en tâtant le pouls, nous fûmes frappés de l'état rugueux et de la teinte brunâtre du dos des mains. Le malade nous dit alors que le médecin qui l'avait traité dans les hôpitaux de Paris pour son arthriste rhumatismale, avait fait remarquer aux élèves qu'il avait la pellagre, et effectivement, votre attention une fois appelée sur ce point, vous avez reconnu le mal de la rosa, borné jusqu'alors à la dermatose seule, sans aucun accident nerveux ou digestif.

Dans quinze jours, les traces de l'érythème seront tellement effacées que, quelque médecin qu'il consulte, la pellagre restera méconnue, car en l'absence de tout symptôme actuel de cette affection, on ne songera pas à pousser si loin les commémoratifs.

Au n° 15 de la salle Saint-Remi, vous avez vu tout à l'heure un ancien ouvrier de 69 ans, entré à l'hôpital le 18 Juin, après treize mois de détention à Clairvaux.

Atteint d'une diarrhée abondante et sanguinolente du commencement de Février à la fin de Mai, il voit paraître, dans les premiers jours de Mai, un érythème dorsal des mains tellement considérable, qu'il a été photographié comme type aussitôt son arrivée à l'hôpital. De larges et épaisses phlyctènes donnent l'apparence d'une forte brûlure, et la sérosité qui sort de ces phlyctènes empèse le linge. Même érythème aux pommettes et à la lèvre inférieure, qui présente de profondes gerçures bien caractérisées, indiquées surtout par M. Lussana chez les pellagreux d'Italie. Faiblesse très grande, impossibilité d'équilibration, signes légers d'aliénation triste.

M. le professeur Delioux, venu de Toulon pour observer nos pellagreux, a été frappé comme vous de la différence extrême qui existe entre la peau dorsale des mains, presque naturelle aujourd'hui, et cette peau, partie rouge de sang, partie rosée, partie terreuse, partie ulcérée, reproduite par la peinture dès l'entrée du malade à la clinique.

Eh bien! que cet homme quitte notre hôpital pour aller dans un autre où les médecins n'auraient pas encore observé de pellagreux, ils ne reconnaîtront certainement pas là le mal de la rosa, tant cet érythème, si intense à son début, a promptement diminué. Et cependant en examinant de très près, on voit encore rigoureusement tracées aujourd'hui la grande ligne bronzée qui sépare la face palmaire de la face dorsale, et la ligne rougeâtre qui formait le bracelet de séparation de la main et du poignet.

Quoique mes précédents voyages dans les Landes et en Italie m'eussent bien convaincu de la parfaite identité des différentes endémies pellagreuses, et de la parfaite identité des formes endémique et sporadique, je tenais néanmoins à étudier le mal dans les lieux mêmes où il a été primitivement découvert, et dès la fin d'Avril j'arrivais en Espagne.

C'est avec intention que j'avais choisi cette époque, car si, à cette période déjà avancée du printemps, l'on voit surgir moins d'érythèmes qu'au commencement, on saisit beaucoup mieux les différentes phases de la dermatose, et les autres circonstances de la maladie.

Mon voyage commencait, d'ailleurs, sous les auspices les plus favorables : je recevais, en entrant dans les Asturies, la plus charmante hospitalité du savant docteur Higinio del Campo, qui, après m'avoir fait étudier une douzaine de pellagres dans la petite commune de Pola di Siero, avait la bonté de m'offrir l'ouvrage de Casal que je cherchais en vain depuis dix ans, et de me conduire lui-même à Oviédo, capitale de la province.

Là, notre première visite fut naturellement pour nos très distingués confrères Buylla et Roel, qui s'empressèrent de nous ouvrir leur hôpital où se trouvait alors une soixantaine de pellagres.

En parcourant ces mêmes salles où Casal observait, il y a cent ans, le *mal de la rosa*, je vis de suite que ses descriptions latines étaient moins exagérées qu'elles ne me l'avaient paru d'abord à une première lecture. Voici, Messieurs, quelques lignes de la première page, elles vous donneront l'idée de ce style pittoresque, appliqué à la dermatose :

« Nulla vernacularum omnium affectionum horribilior, contuma-
» cior que eo, in hac regione est.

» Degenerat tandem in crustam siccissimam, scabrosam,
» nigricantem, profundis sœpissime intercissam fissuris, ad vivam
» usque carnem penetrantibus, cum eximio dolore, flagrantia et
» molestia.

» Ideo que licet in plantis pedum, vel palmis manuum, cubitis,
» brachiis, capite, facie, ventre, femoribus, aut cruribus gene-
» rarentur..... »

Sans contredit, il y a quelque chose d'un peu forcé dans ce tableau appliqué à la pellagre générale ; mais appliqué à un bon nombre des cas que nous avions là sous les yeux, il n'y avait certainement lieu de rien retrancher.

La dermatose des Asturies l'emporte, en effet, beaucoup en intensité, en étendue et en variétés, sur celle de la Lombardie, de la Vénétie, des Landes et du centre de la France. Non que, dans chacune de ces dernières contrées, je n'aie vu des sujets chez lesquels les altérations de la peau étaient poussées aussi loin, mais ces sujets sont plus rares.

Partout, j'ai noté des érythèmes d'une aussi vive rubéfaction ; partout j'en ai vu d'aussi ulcérés, mais nulle part d'aussi généralisés.

Ainsi, chez l'une des malades de M. Roel, les plaques érythémateuses, étendues du bout des doigts jusque sous les aisselles, descendaient au-dessous des deux seins qu'elles recouvraient entièrement.

L'altération des ongles m'a paru aussi infiniment plus prononcée que je ne l'avais observée ailleurs, et M. Buylla nous a montré une jeune pellagreuse de 11 ans, dont j'ai demandé la photographie, et chez laquelle les ongles avaient jusqu'à un centimètre d'épaisseur.

Mais une forme de dermatose bien tranchée aussi, et bien plus fréquente que dans les autres contrées, c'est une sorte d'éruption qui remplace l'érythème, et qui se manifeste tantôt sous forme de lichen simplex ou de lichen agrius, tantôt sous forme de petites vésicules.

Probablement ce genre d'éruption était dominant, il y a cent ans, alors que l'affection pellagreuse était plus intense qu'aujourd'hui, car il constitue seul la dermatose aux mains, aux pieds, au cou et à la partie supérieure de la poitrine, dans l'unique image qui se trouve comme spécimen en tête de l'ouvrage de Casal.

Et ne croyez pas que les vêtements peuvent seuls rendre compte de ces circonstances. Sans doute, la disposition des robes chez les Espagnoles rend plus spacieux l'érythème du cou, qui s'étend en forme de cône, dont le sommet va souvent jusqu'à l'appendice xyphoïde, et l'érythème des mains, qui s'avance bien plus que chez nous sur les avant-bras. Mais l'érythème aux cuisses, aux coudes, aux épaules, dans des cas où ces régions restaient hermétiquement enfermées, ne peut s'expliquer par l'action du soleil.

Un fait qui nous a frappés aussi à Oviédo, comme il nous avait frappés à Pola di Siero, c'est la fréquence du scorbut, et la fréquence de la diarrhée sans dysenterie.

En résumé, dans les Asturies, l'érythème est plus intense et plus étendu. La peau y reste plus altérée après la période de rougeur ; elle est plus croûteuse, plus crevassée, plus ulcérée, et surtout elle est plus noire que dans les autres contrées, car je retrouvais hier, en relisant mes notes, que les lignes de démarcation entre les parties malades et les parties saines étaient comme tracées avec un pinceau imprégné de l'encre la plus foncée.

Nous le savions, d'ailleurs, avant d'entrer à Oviédo, car les mots *nigerrima*, *scabrosa*, *formidabilis que pellis*, de Casal, nous avaient préparés à cette exagération de la couleur noire que j'avais moi-même déjà constatée partout, mais qui n'avait pas été indiquée dans les auteurs français.

A part cette intensité et cette étendue plus grandes de la dermatose, à part le scorbut plus fréquent, à part la dysenterie plus rare, la pellagre d'Oviédo est, d'ailleurs, tout à fait identique à celle des autres contrées, et dans ses principaux accidents cutanés, et dans ses principaux accidents nerveux, et dans ses principaux accidents entéritiques.

J'ajouterai cependant que, d'après le docteur Higinio del Campo, la folie et la tendance au suicide paraissent moins prononcées qu'en France et en Italie.

..... Vous avez vu, Messieurs, par les faits qui se présentent à nous depuis douze ans, en dehors de toute espèce d'influence alimentaire, et surtout en l'absence du maïs à Reims et dans toutes les régions qui nous environnent, qu'il faut reléguer au nombre des plus vaines théories celles qui attribuent au verdet l'origine de la pellagre.

Mon enquête en Italie avait confirmé à cet égard mon enquête en France. L'illustre Balardini m'écrivait lui-même que les faits de Reims avaient modifié ses doctrines, et je n'allais certainement pas en Espagne pour avoir de nouveaux documents à cet égard.

Mais sortant des Asturies, où le maïs forme la base principale de la nourriture, je devais de préférence étudier le mal dans les contrées où cette céréale est inconnue, et l'Aragon présentait les conditions les plus favorables, puisque c'est une des provinces qui n'en consomme pas un grain, et qui, cependant, se trouve encore une des plus affligées par le *mal de la rosa*.

Reçu à Paracuellos de Filoca par l'excellent docteur Calmarza, l'un des observateurs qui se soient occupés avec le plus de distinction de la pellagre en Espagne, j'ai pu, dès le jour de mon arrivée, voir treize cas dont plusieurs étaient aussi prononcés qu'en Asturie, et dont tous offraient une complète identité avec ceux des provinces italiennes et françaises.

Je tenais beaucoup à cette enquête en Aragon, d'abord parce qu'elle tranchait d'une manière absolue la question si grave et si longtemps controversée du maïs, ensuite parce qu'un médecin distingué des Pyrénées avait déclaré la plupart des pellagreux aragonais, atteints seulement d'acrodynie et nullement du mal de la rosa.

Après avoir examiné très attentivement tous les malades de la commune, nous demeurâmes convaincus, M. Calmarza et moi, que pas un d'eux ne différait des pellagreux regardés comme types dans les autres régions.

Non-seulement, Messieurs, l'acception étymologique, ακρων οδυνη, aurait dû s'opposer à cette confusion, car les douleurs aux extrémités sont très rares dans le mal de la rosa, mais la plus simple comparaison avec les faits d'acrodynie, sporadique ou épidémique, consignés dans la science suffisait pour ôter l'idée de tout rapprochement.

Quelle est, en définitive, la définition de l'acrodynie? C'est, d'après l'un des observateurs qui l'ont le mieux étudiée, M. *Tholozan*, médecin du roi de Perse, une « affection douloureuse spéciale des » extrémités inférieures. »

Or, ainsi que je vous le disais il n'y qu'un instant, les pellagreux se plaignent très rarement de douleur aux extrémités inférieures, et il en est à peine un sur cent qui s'en plaigne aux extrémités supérieures, même au fort de l'érythème.

On pourrait, sans doute, en forçant les analogies, citer comme communs aux deux maladies, l'affaiblissement et l'œdème local ou généralisé, mais il est de chaque côté beaucoup d'autres signes différentiels sur lesquels nous avons autrefois trop insisté pour y revenir aujourd'hui. Non! L'acrodynie n'existe nulle part en Espagne, et nulle part elle ne peut être confondue avec le *mal de la rosa*.

Mais avant d'arriver en Aragon, j'aurais dû, Messieurs, vous dire quelques mots d'un épisode que je ne dois pas passer sous silence, car, d'après certains journaux de médecins espagnols, vous pourriez me croire coupable d'irrévérence envers la Faculté de Madrid.

Forcé de passer par Madrid, pour me rendre d'Oviédo à Saragosse, je devais nécessairement profiter de quelques heures dans la capitale pour m'assurer s'il n'y existait pas comme à Paris, comme à Reims, comme à Bordeaux, comme à Lyon, comme à Dijon, comme à Nancy, comme à Besançon, etc., quelques pellagres sporadiques dans les hôpitaux. Je dis dans les hôpitaux ! Non que je pense qu'il n'en existe pas dans la clientèle ordinaire, mais parce que c'est seulement dans les services publics qu'on peut les trouver facilement.

Aussitôt mon arrivée à Madrid, je me rendis à l'Hôtel-Dieu, puis à la Faculté de médecine, où je demandai tout naturellement le professeur de clinique, M. Santero. Comme il devait beaucoup tarder à venir, je laissai pour lui mes monographies sur la pellagre, et je reçus de M. Sanchez-Merino, inspecteur général, l'autorisation écrite de visiter tous les hôpitaux.

En attendant M. Santero, je fus assez heureux pour rencontrer dans les salles son chef de clinique, le docteur de Cortejarena, et pour les visiter avec lui.

A l'hôpital de la Faculté et à l'Hôpital-Général, nous trouvâmes six pellagres, dont plusieurs n'étaient certainement pas aussi prononcées que celles des Asturies, mais qui ne pouvaient cependant laisser le moindre doute.

Voici, d'ailleurs, les notes textuelles de mon carnet :

Au n° 13 de la clinique, Asturien de 36 ans. Pellagre à chaque printemps, depuis plusieurs années, mais sans date précise. Peau presque généralement bronzée. Erythème léger, en desquammation, à la partie supérieure du sternum, à la face dorsale des mains, avec -

manchette fortement dessinée, et à la face dorsale des pieds. Bon appétit ; diarrhée légère ; vacillation, titubation ; marche presque impossible ; vertiges sans chutes.

Au n° 17 ou 27, homme de 60 ans, né à Madrid. Accidents cutanés, à chaque printemps, depuis vingt-six ans. Erythème en desquammation à l'aile droite du nez. Erythème considérable à la face dorsale des deux mains. Peau terreuse aux doigts ; peau rosée à la région métacarpienne. Bracelet bronzé au poignet. Aucun trouble intestinal, aucun vertige, aucune titubation. Affaiblissement général.

Au n° 28, femme de 27 ans, n'ayant jamais mangé de maïs. Erythème des deux mains, pour la première fois le 20 Mars. Partie terreuse, partie squammeuse, partie rosée, partie croûteuse. Pas de travail possible sans souffrance vive. Malaise général, faiblesse générale, sans vertiges ni titubation. Aucun autre accident.

A l'*Hôpital-Général*, salle Notre-Dame de la Visitation, n° 21, femme de 42 ans, de la Galice, entrée le 21 Avril pour une diarrhée considérable et rebelle. Erythème très marqué aux deux mains, au nez et au front. Vertiges, chutes soudaines, vacillation très prononcée. Lypémanie, idées de suicide. Mêmes accidents tous les printemps depuis douze ans. Cette femme a mangé assez souvent du maïs.

Hôpital-Général. Femme de 63 ans. Erythème des deux mains très marqué. Affaiblissement intellectuel. Silence obstiné. Renseignements vagues.

Hôpital-Général. Homme de 62 ans. Peau bronzée ; érythème douloureux du dos des mains, avec bracelet noir au poignet. Partie rosée, partie terreuse. OEdème des extrémités. Boulimie ; diarrhée fréquente. Faiblesse considérable, sans titubation ni vertiges. Tristesse extrême, sans idée de suicide.

Ces notes sont trop courtes, Messieurs, vous le voyez, pour constituer des documents sérieux, mais elles suffisent pour formuler des diagnostics, et elles n'étaient recueillies qu'à ce titre. Si je vous les donne textuellement, c'est uniquement pour qu'elles puissent être rapprochées de celles qui ont été insérées dans le *Siglo medico*, et qui diffèrent des miennes, sans prouver toutefois qu'il n'y avait pas pellagre.

Je n'ai pas besoin, Messieurs, de vous assurer que sans la nécessité de quitter Madrid le soir même, je n'eusse pas manqué d'aller conférer avec M. le professeur Santero des faits intéressants que j'avais rencontrés dans son service.

Mais laissons de côté cet incident, et revenons sur quelques points où l'on peut trouver certaines différences entre les pellagres d'Espagne et celles de France et d'Italie.

L'érythème, par exemple, comme je vous l'ai déjà dit plus haut, est plus intense dans les Asturies qu'en Aragon, mais en Aragon même il est plus étendu au cou, sur la poitrine, sur le haut des bras qu'en France et en Italie ; ce qui tient sans doute à ce que toutes ces parties sont moins couvertes, en raison des habitudes ou des nécessités du travail.

Néanmoins, l'érythème palmaire y est beaucoup plus rare que chez nous. M. Higinio qui a vu un très grand nombre de cas, ne l'a même jamais constaté, et pourtant, il n'est pas douteux qu'il ne se soit produit en Espagne, car on trouve dans Casal : « *in plantis pedum, vel* » *palmis manuum.* »

Les aphtes et la stomatite scorbutique sont plus fréquents et plus développés en Espagne, qu'en France et en Italie.

La dysenterie, vous ai-je déjà dit, y est à peine observée, tandis que tous les ans vous en voyez de nombreux cas dans notre hôpital.

Quant aux suicides et aux violences, ils paraissent aussi beaucoup moins fréquents.

Enfin, la pellagre d'Espagne attaque comme la pellagre des Landes, plus souvent les femmes que les hommes. Ceux-ci, en effet, se bornent à ensemencer la terre, et partent ensuite pour couper les foins en Castille, en Estramadure, en Portugal.

Les femmes, au contraire, soignent les champs en Mai et Juin, exposées au grand soleil, travaillant de 6 heures du matin à 7 heures du soir, très peu vêtues et très mal nourries.

..... J'aurais bien désiré compléter mes documents sur la pellagre espagnole, par la visite de quelques grands asiles d'aliénés, afin d'y étudier, comme je l'avais fait en Italie, l'important problème de l'influence des affections mentales sur le mal de la rosa; mais les difficultés de temps, de langage et de communications s'y opposant, je revins avec le regret de n'avoir vu, dans mon voyage, aucun des établissements d'aliénés d'Espagne.

Pourquoi, me répétais-je souvent, pourquoi cette énorme diversité entre les différents asiles d'aliénés, sous le rapport du nombre des pellagreux?

Pourquoi les aliénés de la division des indigents sont-ils frappés, les aliénés de la division des pensionnaires étant partout et toujours épargnés?

Ces difficiles questions me préoccupaient beaucoup, et laissaient un grand doute dans mon esprit.

Résolu à m'éclairer encore, je m'empressai, aussitôt mon retour, de me rendre à l'asile de Clermont-sur-Oise, le plus nombreux établissement de France, où 43 pellagreux me furent présentés par les médecins en chef, MM. Labitte et Pain.

Parfaitement d'accord sur la nature de ces 43 cas, nous l'étions beaucoup moins sur la cause.

Mes savants confrères pensent, en effet, que « *dans les cas qu'ils*
» *observent, l'aliénation mentale, en contribuant à la débilitation de*
» *l'organisme, devient la cause du développement des symptômes*
» *pellagreux. Qu'elle n'agit pas comme cause spéciale, mais à la*
» *façon des mauvaises conditions hygiéniques sur lesquelles on a tant*
» *insisté dans l'étiologie de la maladie.* »

Quant à moi, je ne nie pas et n'ai jamais nié que l'aliénation pût être une cause de pellagre, en tant qu'aliénation, ou en tant qu'affection débilitante.

J'ai dit seulement, et je dis plus affirmativement encore aujourd'hui que, le plus souvent, ce n'est pas l'aliénation par elle-même qui produit la pellagre, mais les conditions d'hygiène où se trouvent les aliénés indigents.

« *J'admets très bien*, disais-je dans ma dernière leçon, *qu'il n'y a*
» *aucune raison pour que les fous ne deviennent pas pellagreux, comme*
» *le deviennent les sujets ordinaires. Je trouve même qu'il y aurait*
» à priori *des raisons pour qu'ils le devinssent plus souvent. Mais*
» *les faits ont parlé, et tout raisonnement doit se borner à les suivre.* »

Eh bien, Messieurs, quels sont ces faits? Ce sont des faits statistiques d'une extrême rigueur. Je vous en ai déjà rapporté beaucoup, particulièrement dans ma troisième leçon, en revenant d'Italie. Mais la question est tellement complexe, et elle a pris surtout une telle importance et une telle clarté depuis la très intéressante lettre de M. Pain (*Union médicale* du 18 Juin), que je dois y revenir une dernière fois aujourd'hui.

Pour répondre à une demande de mon savant confrère M. Pain, disons d'abord que toutes les visites dans les établissements d'aliénés ont eu lieu à l'époque la plus opportune, c'est-à-dire du 15 Avril au 15 Juillet, et que toutes ont été faites avec les médecins en chef et adjoints, en examinant malade par malade, main par main.

Evidemment, cette revue ne peut permettre de constater que la présence ou l'absence de l'érythème. Elle ne peut permettre d'assurer que, parmi ces sujets sans érythème, ne se trouvent pas des pellagreux sans pellagre ; mais c'est, à coup sûr, le seul mode d'enquête possible, et il a eu lieu ainsi, depuis trois ans, dans les asiles suivants :

ASILES D'ALIÉNÉS AVEC LE CHIFFRE DE LA POPULATION.	Population.	ALIÉNÉS INDIGENTS devenus pellagreux.	ALIÉNÉS PENSIONNAIRES DEVENUS PELLAGREUX.
Aix.	270	8	Zéro.
Alençon	338	0	
Aurillac	112	1	
Armentières	532	0	
Auxerre	378	0	
Bicêtre.	960	0	
Blois.	508	0	
Bordeaux.	452	0	
Bourcq.	825	2	
Brescia.	120	0	
Cadillac	372	0	
Caen.	720	5	
Châlons-sur-Marne . . .	333	3	
Charenton	568	0	
Clermont-sur-Oise .	1,300	41	
Dijon.	331	0	
Dôle	240	0	
Fains	422	2	
Lafond.	366	1	
La Charité (Nièvre).	568	3	
La Senagra.	585	0	
A reporter . .	10,300	66	

ASILES D'ALIÉNÉS AVEC LE CHIFFRE DE LA POPULATION.	Population.	ALIÉNÉS INDIGENTS devenus pellagreux.	ALIÉNÉS PENSIONNAIRES DEVENUS PELLAGREUX.
Report.	10,300	66	Zéro.
Le Mans	426	0	
Lille	413	0	
Limoges	312	6	
Lyon	721	7	
Lommelet	556	0	
Leyme	434	0	
Maréville	1,206	4	
Marseille	890	0	
Milan	144	0	
Mont-de-Vesques	502	0	
Nantes	623	1	
Niort	222	27	
Orléans	533	0	
Pau	450	10	
Pontorson	393	2	
Quatre-Mares	460	7	
Rennes	400	0	
Salpétrière	1,491	0	
San Servolo	290	0	
Saint-Jean-de-Dieu	517	0	
Saint-Dizier	334	0	
Stéphansfeld	725	0	
Saint-Yon	820	1	
Sainte-Gemmes	620	16	
Turin	863	10	
Venise	370	0	
	25,015	157	

Les asiles d'Aix, Alençon, Bicêtre, Bordeaux, Cadillac, Caen, Charenton, La Charité, Dôle, Lafond, Le Mans, Limoges, Nantes, Marseille, Pontorson, Pau, Rennes, Leyme, la Salpétrière, Stéphansfeld, sont les seuls que je n'ai pas visités moi-même. Les médecins en chef de ces établissements ont bien voulu faire une revue attentive de tous les aliénés indigents et pensionnaires, et m'adresser le résultat de leur examen.

Enlevons de cette liste Sainte-Gemmes, Clermont-sur-Oise et Niort, qui, à eux seuls, possèdent 84 pellagreux, et il nous restera, pour 44 asiles, et pour 22,873 aliénés, 73 pellagreux, c'est-à-dire moins de trois pellagreux par mille aliénés.

Avant d'aller plus loin, remarquons, d'après les propres paroles de MM. Pain et Labitte, « *qu'à Clermont, les recherches les* » *plus exactes n'ont permis de constater dans la population pension-* » *naire* (248) *aucun cas d'érythème, un seul dans les* 300 *indigents* » *qui habitent les colonies, deux dans les* 110 *femmes qui s'occupent* » *des travaux de blanchissage dans une des dépendances de Fitz* » *James. Si bien,* ajoutent MM. Labitte et Pain, *que sur une popu-* » *lation de* 1,300, *en voilà une moitié offrant trois cas d'érythème,* » *tandis que sur l'autre moitié de la population qui séjourne dans* » *l'asile, nous allons en constater* 38 *cas.* »

Le nœud gordien, Messieurs, ne se trouve-t-il pas tranché par ces paroles, rapprochées surtout des chiffres qui les précèdent?

Cette question si complexe vous paraît-elle maintenant autre chose qu'une question d'hygiène générale et d'alimentation?

Que voyons-nous, en effet, à Clermont?

Sur 1,300 aliénés, 248 sont des pensionnaires, dans de parfaites conditions de nourriture et d'hygiène, et pas un de ces pensionnaires ne devient pellagreux! 410 indigents sont dans de bonnes conditions de nourriture et d'hygiène, et trois seulement deviennent pellagreux! 642 indigents sont dans de mauvaises conditions de nourriture et d'hygiène, et 38 deviennent pellagreux!

Même résultat à Sainte-Gemmes : 66 cas de pellagre, pour une période de quatre ans, sur un total de 1,287 aliénés, dont *pas un seul pensionnaire!* et notez bien ceci : diminution de la pellagre, en 1859, *sous l'influence du régime alimentaire, et particulièrement de plus abondantes portions de vin!*

Le problème est donc résolu, Messieurs, et je n'ai pas même besoin de vous en rappeler les termes, tant ils étaient déjà rigoureux et précis, à la dernière leçon, et tant ils deviennent absolus aujourd'hui.

La pellagre, dans les établissements d'aliénés, est aujourd'hui pour nous une question d'hygiène générale et d'alimentation, c'est-à-dire *une question de budget.*

M. Pain d'ailleurs, avait sans doute bien prévu cette conclusion, car après avoir déclaré, au commencement de sa lettre, que l'aliénation devient la cause de la pellagre, en contribuant à la débilitation de l'organisme, il ajoute, à la fin : « *Il est une vérité qu'il faut avoir* » *le courage d'énoncer, c'est que les budgets ont des rigueurs à nulle* » *autre pareilles, et que ceux qui répartissent 1 franc 25 cent. ou* » *1 franc 50 cent. sur les besoins d'un aliéné, permettent des lar-* » *gesses que le prix de 1 franc éloigne d'une manière absolue.* »

Eh bien, ce faible budget qui, d'après la lettre de Clermont, varie entre 96 centimes et 1 franc, ne peut-il expliquer seul la pellagre chez les aliénés indigents, comme il l'expliquerait chez des indigents non aliénés? Et quand nous voyons : 1° que dans les 47 asiles visités, il n'est pas un seul pensionnaire qui soit devenu pellagreux ; 2° que sur ces 47 asiles, 27 sont complétement exempts de pellagre, même dans la section des indigents ; 3° qu'enfin, d'après des statistiques inattaquables, on ne voit pas dans les asiles de France et d'Italie, trois aliénés sur mille devenir pellagreux, on peut porter les conclusions suivantes :

La pellagre est très rare, en général, dans les asiles d'aliénés.

Lorsqu'elle s'y rencontre, elle doit être attribuée, soit à l'antériorité méconnue du mal, soit tout simplement aux mauvaises conditions alimentaires ou hygiéniques qui produiront, chez des aliénés pauvres, la *pella rosa*, absolument comme ils la produiraient chez de simples indigents non aliénés, soit, enfin, à d'autres conditions locales, latentes, et sur lesquelles la science n'est pas encore éclairée.

Si l'aliénation mentale était la cause de la pellagre, en contribuant à la débilitation de l'organisme, comment expliquer cette absence absolue d'érythème dans 27 asiles de France et d'Italie ?

Ce n'est donc pas l'aliénation qui produit la pellagre, mais les mauvaises conditions hygiéniques dans lesquelles se trouvent les aliénés.

J'avais prévu, d'ailleurs, ces résultats, Messieurs, en vous déclarant, l'an dernier, à propos de Sainte-Gemmes (p. 49), « *que cet* » *asile devait le nombre exceptionnel de ses pellagreux, ou à des* » *conditions propres à l'établissement, ou à des conditions propres au* » *département,* » et en ajoutant (p. 50) : « *que si l'on remarquait,* » *dans quelques asiles, un certain nombre de pellagres qui parussent* » *postérieures à l'entrée des malades, il y aurait lieu, dorénavant,* » *d'examiner avec soin si cette particularité ne tiendrait pas à* » *l'asile même, ou si, au contraire, elle ne serait pas simplement due* » *à une erreur de commémoratifs lors de la réception des malades.* »

Avant de visiter l'asile de Clermont, qui m'a ouvert tout à fait les yeux, et qui nous a fourni la solution définitive du problème, nous avions, d'ailleurs, devant nous, un fait analogue, infiniment curieux et bien propre à prouver que, dans un asile de simples indigents, il peut y avoir plus de pellagreux encore, relativement, que dans un asile d'indigents aliénés.

Vous vous rappelez, en effet, ces vingt-quatre pellagreux amenés, à notre leçon publique de 1861, de Montreuil où nous en avions laissé, en outre, onze autres dont le voyage eût offert trop de difficultés.

Vous vous en rappelez vingt-quatre autres, amenés du même établissement à notre leçon de 1862.

Aucun aliéné n'étant admis au dépôt, il fallait, de toute nécessité, réduire les hypothèses étiologiques à un retour de pellagre antérieure, ou à une pellagre récemment produite depuis l'entrée dans l'établissement.

Malgré les grandes difficultés qui se sont souvent présentées pour établir rigoureusement la date et l'origine de la pellagre chez ces malheureux, on a pu voir cependant que parmi ces pellagres, les unes étaient anciennes et les autres récentes.

Or, à quoi pouvaient être attribuées les récentes, celles qui prenaient naissance au dépôt même ?

L'administration était excellente ; l'hygiène était satisfaisante ; la nourriture paraissait plus saine et plus abondante que dans d'autres dépôts que j'ai visités à cette époque, et où l'on ne trouvait pas de pellagres.

J'avoue humblement que je ne pus m'expliquer ce chiffre exceptionnel de 30 à 40 pellagreux d'un dépôt dont la population n'atteignait pas 300, que par une idiosyncrasie particulière aux habitants des départements d'où provenaient les indigents, ou par des conditions hygiéniques insuffisantes

Eh bien, quoique la nourriture m'ait paru meilleure et plus abondante, la propreté plus grande, les travaux des indigents en plein air aussi étendus et aussi bien ordonnés que dans neuf autres dépôts auxquels j'ai fait visite, je crois encore à l'insuffisance d'une partie des conditions hygiéniques de Montreuil, et à l'insuffisance de l'alimentation réglementaire, sur un certain nombre d'indigents plus affaiblis que les autres. Et ce qui confirme cette croyance, c'est que, cette année où les travaux agricoles de Montreuil ont encore été plus étendus, et où surtout les légumes frais ont été largement substitués aux légumes secs, je n'ai trouvé qu'une dizaine de pellagreux au dépôt, y compris ceux de l'année dernière, au lieu des 35 à 40 que nous observions précédemment.

Dans le même mois où nous rencontrions au moins *trente* pellagreux à Montreuil, dont la population ne s'élève pas à trois cents indigents, j'en trouvais seulement *dix-huit*, en tout, dans les dépôts de mendicité d'Albigny, Auxerre, Lunéville, Mâcon, Milan, Nancy, Padoue, Turin et Villers-Cotterets, qui renferment ensemble plus de trois mille indigents, et dont l'alimentation et les conditions hygiéniques générales sont certainement moins bonnes qu'à Montreuil.

Y aurait-il eu seulement dans ce dépôt une influence passagère, une de ces influences encore inconnues, qui font que les fièvres typhoïdes, le choléra, les dysenteries, les exanthèmes, règnent particulièrement avec intensité tantôt sur une région limitée, tantôt sur une région étendue d'un département, ou d'une province, ou d'un pays entier, sans qu'on puisse expliquer ces préférences ?

C'était jusqu'à présent ma pensée ; mais depuis ma visite de cette année au dépôt de Montreuil, et surtout depuis ma visite récente à l'asile de Clermont, où j'ai profité des importantes remarques de MM. Pain et Labitte, je suis convaincu qu'à Montreuil, comme à Clermont, la pellagre est surtout une *question de budget !*

Or, Messieurs, le remède est à côté du mal.

Vous connaissez les effets du *sublata causa !* quoi de plus facile à résoudre qu'une question de budget? surtout quand on voit les médecins en chef de l'établissement de Clermont, le plus considérable de France, réclamer seulement 25 ou 50 centimes de plus, pour assurer aux aliénés indigents tout le confortable nécessaire !

Propagez, Messieurs, ces données salutaires, faites que les conseils municipaux et surtout les conseils généraux soient dûment informés de cette grave question d'hygiène, et en peu d'années la pellagre aura disparu des asiles d'aliénés et des dépôts de mendicité.

.... J'aurais eu, Messieurs, bien d'autres considérations à vous développer, si mon heure n'était pas déjà dépassée. J'aurais pu surtout, pour vous donner une juste idée de la fréquence de la pellagre nostras, vous lire les titres de toutes ces observations que vous voyez là sur la chaire, et qui m'ont été adressées par de laborieux et bienveillants confrères de tous les points de la France. Mais il vous suffira de vous rappeler les 14 cas observés cette année à l'Hôtel-Dieu de Reims pour être convaincus que la pellagre sporadique ne doit plus être rangée parmi les maladies rares, puisque notre hôpital, qui compte 200 malades en médecine, en a inscrit 14. C'est-à-dire que nous avons, cette année, plus de pellagres que de pneumonies, de pleurésies, d'endocardites, de dysenteries, etc., qui passent cependant pour des maladies communes.

Sans doute, nous devons faire une réserve à l'occasion de quelques malades qui nous ont été spécialement envoyés ; mais ils sont beaucoup moins nombreux qu'on ne pourrait le croire, car trois seulement nous ont été directement envoyés par les médecins. Tous les autres sont arrivés dans nos salles et dans celles de MM. Du Val, Hannequin, Maldan, Doyen et Luton, comme des malades ordinaires, et sans avoir été signalés spécialement.

Deux mots encore ! De ce qu'à l'exception de la malade très aisée de Bouzy, dont il a été question au début, vous n'ayez vu parmi les pellagreux d'hôpital que des gens misérables, ne vous mettez pas dans l'esprit que les seuls indigents puissent être atteints ! les mots *mal di miseria* qui ont longtemps qualifié la pellagre, pourraient vous le faire croire; mais une fois entrés dans la pratique civile, vous serez bientôt détrompés. Déjà, l'an dernier, je vous ai montré et cité, contre cette hypothèse accréditée partout, plusieurs faits qui ne laissaient aucun doute. Cette année, j'en ai observé davantage, et plusieurs confrères m'ont aussi rapporté des exemples très concluants.

Pour moi, Messieurs, plus j'observe, et plus je demeure convaincu que la pellagre n'est pas une maladie rare chez les personnes aisées. Pourquoi donc reste-t-elle si souvent méconnue ? Parce que, la plupart du temps, le seul signe caractéristique, la dermatose, ne causant aucune douleur, et diminuant à mesure que s'éloigne le printemps, les gens du monde prennent l'érythème pour une dartre, qui disparaîtra sans qu'il soit besoin de consulter.

Quant au traitement, il est resté aussi simple que ces années dernières. Cherchant surtout à prévenir le retour périodique du mal, nous avons continué à insister, dès la fin de l'hiver, sur les préparations de quinquina, sur de meilleures conditions hygiéniques, sur une alimentation plus fortifiante, sur plus de mesure dans les travaux fatigants, sur les précautions contre le soleil, etc., et, enfin, malgré le vin de quinquina, sur d'assez fortes doses de quinine prises aux repas, pendant la quinzaine correspondante à celle qui avait précédé, au dernier printemps, les accidents cutanés.

Je ne vous parle pas des bains purement aqueux, ou sulfureux, ou alcalins, selon les caractères variés de la dermatose ; ni des douches chaudes ou froides, selon les caractères de la paralysie ; ni de l'électricité ; ni de la noix vomique, de la strychnine, de la brucine, etc. ni des modificateurs généraux qui nous ont paru avoir plusieurs fois produit d'heureuses modifications ; car il a été question déjà de tous ces moyens au lit du malade, et il faudrait d'ailleurs passer en revue les accidents aigus, les accidents chroniques, et toutes les complications spéciales qui surviennent pendant la longue durée de l'affection. Mais il est, contre les diarrhées si souvent rebelles des pellagreux, un moyen nouveau que je vous recommande, et qui paraît avoir été conseillé pour la première fois par le docteur Berthier, de Bourg, contre la diarrhée souvent incoercible des aliénés. C'est comme aliment exclusif, la viande cuite, sèche, et arrosée de vin ou de café. Vous avez vu, dernièrement encore, ce moyen réussir quand tous les autres avaient échoué.

En résumé, Messieurs, il résulte de cette leçon les principales données suivantes :

La pellagre est une affection diathésique, non contagieuse, caractérisée par l'apparition isolée, simultanée ou successive d'accidents cutanés, digestifs et nerveux, qui se manifestent ou s'exaspèrent le plus souvent au printemps.

A l'état endémique, elle sévit cruellement dans plusieurs provinces d'Espagne, de France, d'Italie, et peut-être aussi dans d'autres contrées où elle reste encore méconnue.

A l'état sporadique, elle règne en France, et probablement aussi dans les autres pays.

Elle atteint toutes les classes de la société, et particulièrement les indigents.

Elle se présente le plus souvent sous forme chronique, mais quelquefois aussi sous forme d'une affection aiguë, ressemblant, au premier abord, aux affections typhoïdes.

Elle est très souvent accompagnée, et presque toujours suivie d'aliénation mentale.

Quoiqu'elle constitue un des états morbides les plus graves et les plus complexes, elle est cependant susceptible de guérison, même à une période déjà très avancée.

Les hypothèses sur le maïs, regardé comme cause exclusive de cette affection, doivent être absolument abandonnées.

Il en est de même de l'aliénation mentale considérée dans ces derniers temps comme une cause fréquente de la pellagre, et qui n'est certainement qu'une cause très rare.

Les cas de pellagre, observés dans certains asiles d'aliénés, doivent être rapportés à l'insuffisance de l'hygiène ou de l'alimentation, et nullement à l'aliénation.

La cause la plus fréquente paraît être la misère sous toutes ses formes, c'est-à-dire la misère physique et les misères morales.

Reims.—Impr. de LAGARDE-HUET, rue de l'Arbalète, 22.

www.ingramcontent.com/pod-product-compliance
Ingram Content Group UK Ltd.
Pitfield, Milton Keynes, MK11 3LW, UK
UKHW032013260826
14628UKWH00005B/2468

9 782019 638627